Anupam Dutta

Perfil clínico dos doentes com hemofilia do Alto Assam

Anupam Dutta

Perfil clínico dos doentes com hemofilia do Alto Assam

Um estudo baseado num hospital

ScienciaScripts

Imprint
Any brand names and product names mentioned in this book are subject to trademark, brand or patent protection and are trademarks or registered trademarks of their respective holders. The use of brand names, product names, common names, trade names, product descriptions etc. even without a particular marking in this work is in no way to be construed to mean that such names may be regarded as unrestricted in respect of trademark and brand protection legislation and could thus be used by anyone.

Cover image: www.ingimage.com

This book is a translation from the original published under ISBN 978-620-2-01421-2.

Publisher:
Sciencia Scripts
is a trademark of
Dodo Books Indian Ocean Ltd. and OmniScriptum S.R.L publishing group

120 High Road, East Finchley, London, N2 9ED, United Kingdom
Str. Armeneasca 28/1, office 1, Chisinau MD-2012, Republic of Moldova, Europe
Managing Directors: Ieva Konstantinova, Victoria Ursu
info@omniscriptum.com

Printed at: see last page
ISBN: 978-620-7-68432-8

ÍNDICE

Capítulo 1 Hemostasia e o mecanismo de coagulação

O sangue tem de manter o seu estado fluido no interior das artérias, veias e capilares para funcionar normalmente como transportador de oxigénio, dióxido de carbono, nutrientes e outras substâncias. A hemostase é o processo de formação de coágulos nas paredes dos vasos sanguíneos danificados e de prevenção da perda de sangue, mantendo o sangue num estado fluido dentro do sistema vascular. Este processo é mantido por um conjunto de mecanismos sistémicos complexos e inter-relacionados que funcionam para equilibrar a coagulação e a anticoagulação. Assim, sempre que um vaso sanguíneo sofre uma transação ou é danificado, a reação inicial é a constrição do vaso em causa. Isto é imediatamente seguido pela formação de um tampão hemostático temporário de plaquetas que é desencadeado quando as plaquetas se ligam ao colagénio e se agregam. Este tampão de plaquetas é temporário e frequentemente inadequado para manter a hemostase sustentada. No entanto, no caso de arteríolas muito pequenas, a constrição pode ser tão profunda que o lúmen do vaso pode ser obliterado, pelo menos temporariamente. A vasoconstrição é devida à serotonina e a outros vasoconstritores libertados pelas plaquetas que aderem às paredes dos vasos danificados.

Figure 1-1 : Hemostasis following injury to blood vessel

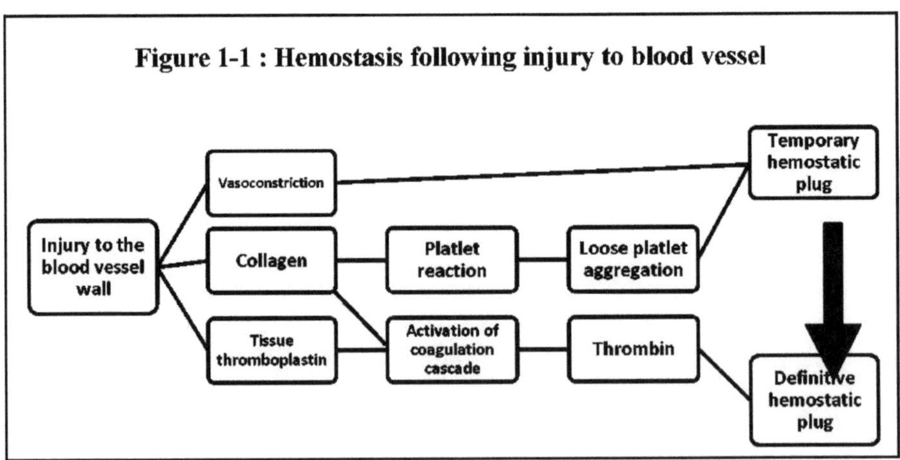

O tampão hemostático definitivo forma-se quando o tampão plaquetário temporário solto é unido por fibrina (Figura 1-1). Para tal, a proteína plasmática solúvel fibrinogénio tem de ser convertida em fibrina insolúvel, o que requer a libertação de dois pares de polipéptidos de cada molécula de fibrinogénio. A porção restante, que é um monómero de fibrina, polimeriza com outras moléculas de monómero para formar fibrina. Mas este processo é altamente regulado por uma cascata de reacções enzimáticas e por uma série de factores de coagulação numerados (Tabela 1-1). A fibrina é inicialmente uma malha solta de fios entrelaçados. É convertida pela formação de ligações cruzadas covalentes num agregado denso e apertado (estabilização). Esta última reação é catalisada pelo fator XIII ativado e requer Ca2+.

Quadro 1-1: Sistema de designação dos factores de coagulação do sangue.

IFibrinogénio

IIProtrombina

III Tromboplastina

IV Cálcio

V Proaccelerina, fator lábil, globulina aceleradora

VII Proconvertin, SPCA, fator estável

VIII Fator anti-hemofílico (AHF), fator anti-hemofílico A, globulina anti-hemofílica (AHG)

IX Componente tromboplástico do plasma (PTC), fator de Natal, fator anti-hemofílico B

X Fator Stuart-Prower

XI Antecedente de tromboplastina plasmática (PTA), fator anti-hemofílico C

XII Fator Hageman, fator de vidro

XIII Fator estabilizador da fibrina, fator Laki-Lorand

HMW-K - Cininogénio de elevado peso molecular, fator Fitzgerald

Pré-Ka Pré-calicreína, fator Fletcher

Ka Kallikrein

PL Fosfolípido plaquetário

A fibrina é convertida a partir do fibrinogénio por uma serina protease denominada trombina, que é convertida a partir do seu precursor circulante denominado protrombina pelo fator X ativado. A trombina também ativa as plaquetas, as células endoteliais e os leucócitos através dos chamados receptores activados por proteinase. Por outro lado, o fator X é ativado por uma via extrínseca ou por uma via intrínseca.

O sistema intrínseco é iniciado pela conversão do fator XII inativo em fator XII ativo (XIIa), catalisada por cininogénio e calicreína de elevado peso molecular. Este passo pode ser realizado in vitro, expondo o sangue a vidro, e in vivo, por fibras de colagénio subjacentes ao endotélio. O fator XII ativo ativa então o fator XI, e o fator XI ativo ativa o fator IX. O fator IX ativado forma um complexo com o fator VIII ativo, que é ativado quando é separado do fator de von Willebrand. O complexo de IXa e VIIIa ativa o fator X. Os fosfolípidos das plaquetas agregadas e o Ca2+ são necessários para a ativação completa do fator X. O sistema extrínseco, por outro lado, é desencadeado pela libertação de tromboplastina tecidular, uma mistura de proteínas e fosfolípidos que ativa o fator VII. A tromboplastina tecidular e o fator VII activam os factores IX e X. Na presença de plaquetas, Ca2+ e fator V, o fator X ativado catalisa a conversão da protrombina em trombina. A via extrínseca é inibida por um inibidor da via do fator tecidular que forma uma estrutura quaternária com a tromboplastina tecidular, o fator VIIa e o fator Xa.

Figure 1-2: The coagulation cascade

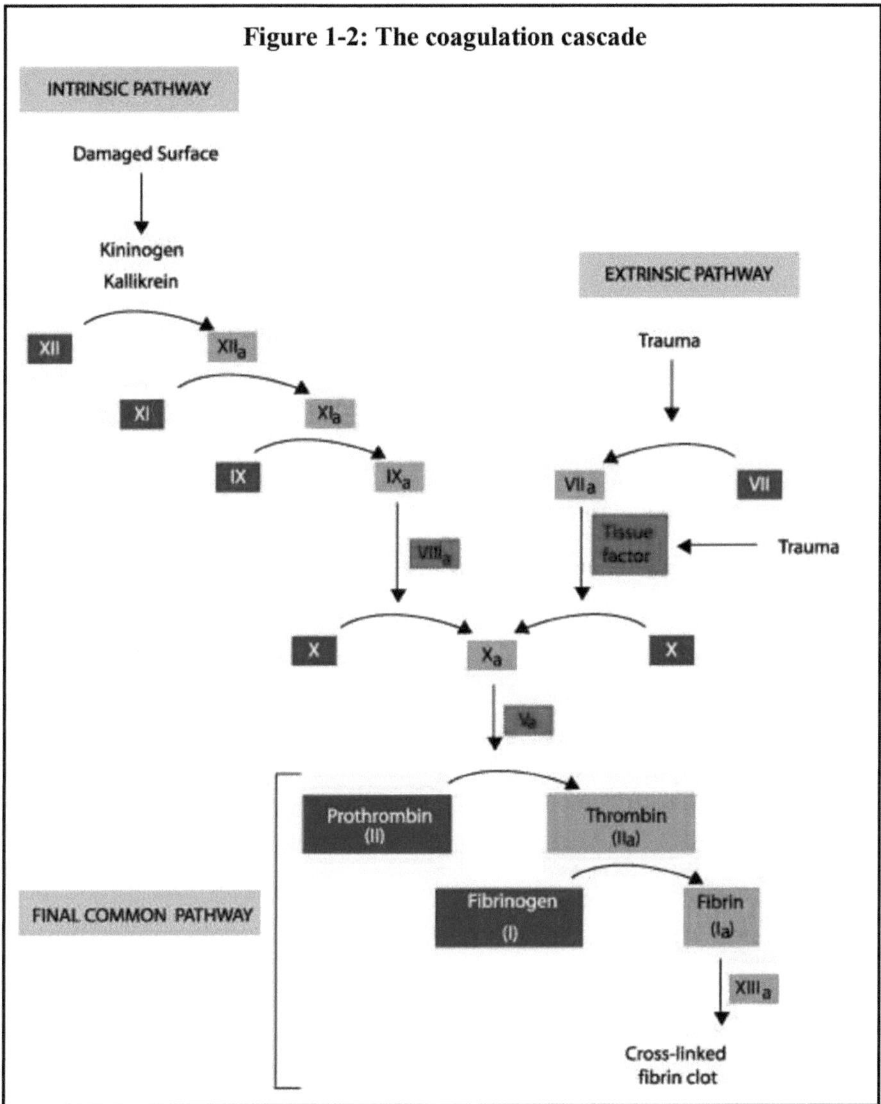

Referência:

1. O sangue como fluido circulatório e a dinâmica do fluxo sanguíneo e linfático; **Ganong's Review of Medical Physiology;** Capítulo 32. 687-738

Capítulo 2 Hemofilia, definição e características clínicas

A hemofilia é uma doença hemorrágica congénita ligada ao cromossoma X, causada por uma deficiência do fator de coagulação VIII (FVIII) (na hemofilia A) ou do fator IX (FIX) (na hemofilia B) em resultado de mutações nos genes dos respectivos factores de coagulação. Mutação no gene do fator de coagulação VIII ou IX, causando hemofilia A e B, respetivamente. O gene está localizado no cromossoma X, Xq28 e Xq27.1-q27[1] . A hemofilia afecta geralmente os homens do lado materno. No entanto, os genes F8 e F9 são propensos a novas mutações, e cerca de 1/3 de todos os casos são o resultado de mutação espontânea, sem história familiar prévia.

A hemofilia é normalmente suspeitada em doentes que apresentam uma história de hematomas fáceis na primeira infância, hemorragia "espontânea" (hemorragia sem razão aparente/conhecida), particularmente nas articulações, músculos e tecidos moles. Também se suspeita de hemorragia quando um doente apresenta hemorragia excessiva após traumatismo ou cirurgia. Uma história familiar de hemorragia é muitas vezes útil, especialmente nos tios e tios-avós maternos, mas infelizmente em cerca de dois terços dos doentes pode não haver qualquer história familiar. No entanto, o diagnóstico definitivo depende do ensaio de factores para demonstrar a deficiência do fator VIII ou do fator IX. A gravidade da hemorragia na hemofilia está geralmente correlacionada com o nível do fator de coagulação, como se mostra na Tabela 2-1 e é classificada em ligeira, moderada e grave. A maioria dos pacientes com deficiência grave de fator pode apresentar sangramento espontâneo em articulações e músculos. Algumas hemorragias podem ser fatais e requerem tratamento imediato, nomeadamente hemorragias intracranianas ou intra-cerebrais. Por outro lado, os doentes com hemofilia ligeira podem não sangrar excessivamente até sofrerem um traumatismo ou uma cirurgia. A tendência de sangramento pode variar de paciente para paciente e mesmo algumas crianças com hemofilia grave podem não apresentar sintomas de sangramento até mais tarde, quando começam a andar ou correr.

QUADRO 2-1: RELAÇÃO ENTRE A GRAVIDADE DA HEMORRAGIA E A COAGULAÇÃO

NÍVEL DO FACTOR[2]

SEVERIDADE	NÍVEL DO FACTOR DE COAGULAÇÃO	EPISÓDIOS HEMORRÁGICOS
Grave	< 1 UI/dl (< 0,01 UI/ml) ou < 1 % do normal	Hemorragia espontânea nas articulações ou nos músculos, predominantemente na ausência de um desafio hemostático identificável
Moderado	1-5 UI/dl (0,01-0,05 UI/ml) ou 1-5% do normal	Hemorragia espontânea ocasional; hemorragia prolongada com pequenos traumatismos ou cirurgia
Suave	5-40 UI/dl (0,05-0,40 UI/ml) ou 5-<40% do normal	Hemorragia grave em caso de traumatismo grave ou cirurgia. As hemorragias espontâneas são raras.

Uma hemorragia articular (hemartrose) é definida como um episódio caracterizado por uma rápida perda de amplitude de movimento em comparação com a linha de base, associada a qualquer combinação de dor ou sensação invulgar na articulação, inchaço palpável e calor da pele sobre a articulação. O início da hemorragia nas articulações é frequentemente descrito pelos doentes como uma sensação de formigueiro e de aperto na articulação. Esta "aura" precede o aparecimento dos sinais clínicos. Os primeiros sinais clínicos de uma hemorragia articular são o aumento do calor na área e o desconforto com o movimento, particularmente nos extremos da amplitude. Os sintomas e sinais posteriores incluem dor em repouso, inchaço, sensibilidade e perda extrema de movimento. Uma nova hemorragia é definida como um agravamento da condição durante o tratamento ou nas 72 horas seguintes à paragem do tratamento. Após uma hemorragia articular, a flexão é normalmente a posição mais confortável, e qualquer tentativa de mudar esta posição provoca mais dor. Segue-se um espasmo muscular secundário à medida que o doente tenta impedir o movimento e a articulação parece "congelada". Uma articulação alvo é uma articulação na qual ocorreram 3 ou mais hemorragias espontâneas num período consecutivo de 6 meses.

O tratamento consiste na administração de doses adequadas de concentrados de factores o mais rapidamente possível para parar imediatamente a hemorragia. A articulação também deve ser imobilizada até que a dor desapareça. O doente deve ser instruído no sentido de evitar suportar peso, elevar a articulação e aplicar compressão sobre a articulação. Também podem ser aplicados sacos de gelo/frio à volta da articulação durante 15-20 minutos a cada quatro a seis horas para aliviar a dor, mas deve ter-se o cuidado de não aplicar o gelo diretamente sobre a pele. Se os sintomas não desaparecerem, pode ser administrada novamente metade da dose inicial após 12 a 24 horas da primeira dose de substituição do fator. É necessária uma avaliação adicional se os sintomas do doente se mantiverem durante mais de três dias. A presença de inibidores, artrite séptica ou fratura deve ser considerada se os sintomas e os achados persistirem.

Assim que a dor e o inchaço começarem a diminuir, o doente deve ser encorajado a mudar a posição da articulação afetada de uma posição de conforto para uma posição funcional, diminuindo gradualmente a flexão da articulação e esforçando-se por obter uma extensão completa. Isto deve ser feito, tanto quanto possível, com contracções musculares activas. Pode ser utilizada inicialmente uma assistência passiva suave, mas com precaução se houver inibição muscular. O controlo muscular ativo precoce deve ser encorajado para minimizar a atrofia muscular e evitar a perda crónica do movimento articular. Os exercícios activos e o treino propriocetivo devem ser continuados até que a amplitude de movimentos e o funcionamento da articulação antes do sangramento sejam restaurados e os sinais de sinovite aguda tenham desaparecido.

Uma hemorragia muscular é definida como um episódio de hemorragia num músculo, determinado clinicamente e/ou por estudos imagiológicos, geralmente associado a dor e/ou inchaço e incapacidade funcional. Os locais de hemorragia muscular associados a compromisso neurovascular, como os grupos musculares flexores profundos dos membros, requerem tratamento imediato para evitar danos permanentes e perda de função. Estes grupos incluem o músculo iliopsoas (risco de paralisia dos nervos femorocutâneo, crural e femoral), os compartimentos superior-posterior e posterior profundo da perna (risco de lesão dos nervos tibial posterior e peroneal profundo) e o grupo flexor dos músculos do antebraço (risco de contratura isquémica de Volkmann). A hemorragia também pode ocorrer em músculos mais superficiais, como o bíceps braquial, os isquiotibiais, o gastrocnémio, o quadríceps e os glúteos. Os sintomas incluem dor, restrição de movimentos, calor e inchaço. O tratamento consiste essencialmente na substituição de concentrados de factores. O músculo afetado deve ser mantido em repouso, o membro deve ser elevado, pode considerar-se a aplicação de compressas de gelo e pode ser útil colocar uma tala no músculo numa posição de conforto. Posteriormente, a tala pode ser ajustada para uma posição funcional, se a dor o permitir.

A hemorragia do iliopsoas pode apresentar-se com dor na parte inferior do abdómen, virilhas e/ou parte inferior das costas e dor à extensão, mas não à rotação, da articulação da anca. Pode haver parestesia na face medial da coxa ou outros sinais de compressão do nervo femoral, como perda do reflexo patelar e fraqueza do quadríceps. Os sintomas podem simular uma apendicite aguda, incluindo um sinal de Blumberg positivo. Estes doentes devem ser imediatamente hospitalizados e mantidos em repouso absoluto no leito. O fator deve ser substituído o mais cedo possível e mantido nesse nível durante pelo menos uma semana. Devem ser efectuados exames imagiológicos para verificar a extensão e a magnitude da hemorragia.

Hemorragia do sistema nervoso central e traumatismo craniano são emergências médicas e podem ser fetais. Devem ser hospitalizados e tratados com reposição de fator o mais cedo possível. É prudente administrar fator mesmo antes da imagiologia, se houver suspeita de hemorragia do sistema nervoso central. Estes doentes podem necessitar de cuidados intensivos prolongados. Estes doentes também necessitam de profilaxia secundária prolongada durante pelo menos 6 meses. A hemorragia da garganta e do pescoço é também uma emergência médica, pois pode levar à obstrução das vias respiratórias. É necessária a substituição imediata do fator e a avaliação por um especialista, o que pode salvar a vida. Outra situação de risco de vida é a hemorragia gastrointestinal aguda. A hemorragia gastrointestinal aguda pode apresentar-se como hematémese, hematoquezia ou malena. Em caso de sinais de hemorragia gastrointestinal e/ou hemorragia aguda no abdómen, é necessária uma avaliação médica e hospitalização. Uma hemorragia abdominal aguda (incluindo retroperitoneal) pode apresentar-se com dor e distensão abdominal e pode ser confundida com uma série de doenças infecciosas ou cirúrgicas. Pode também apresentar-se como um íleo paralítico. Podem ser necessários estudos radiológicos adequados, mas a substituição imediata do fator pode salvar a vida.

As hemorragias dentárias e orais são muito comuns e devem ser tratadas com precaução. As causas mais comuns de hemorragias orais são a extração dentária, hemorragias gengivais frequentemente devidas a uma má higiene oral e traumatismos. Os tratamentos locais, como a pressão direta sobre a área utilizando uma compressa de gaze húmida, mantida durante pelo menos 15 minutos, suturas para fechar a ferida, aplicação de agentes hemostáticos locais, utilização de antibióticos, especialmente em hemorragias gengivais devidas a uma má higiene oral e utilização de EACA ou ácido tranexâmico como colutório, etc., são normalmente suficientes para parar a hemorragia. O paracetamol/acetaminofeno pode ser suficiente para ajudar a controlar a dor. Em casos graves, pode ser necessária a substituição do fator.

A epistaxe também requer cuidados médicos especializados, mas os casos ligeiros podem ser tratados sem substituição de factores. Os anti-histamínicos e os descongestionantes são úteis para hemorragias especificamente relacionadas com alergias, infecções respiratórias superiores ou alterações sazonais. Se a hemorragia for prolongada ou ocorrer frequentemente, avaliar a anemia e tratar adequadamente. O EACA ou o ácido tranexâmico aplicado localmente numa gaze embebida é útil. O otorrinolaringologista pode ser consultado se a hemorragia for persistente ou recorrente. Pode ser necessário um tamponamento nasal anterior ou posterior para controlar a hemorragia.

Quando se trata de hemorragia dos tecidos moles, os sintomas dependem do local da hemorragia. A terapia de substituição de factores não é necessária para a maioria das hemorragias superficiais dos tecidos moles. A aplicação de uma pressão firme e de gelo pode ser suficiente, mas em caso de hemorragia compartimental aberta, como no espaço retroperitoneal, no escroto, nas nádegas ou nas coxas, que pode resultar numa perda de sangue extensa, pode ser necessário o tratamento com fator. No caso de lacerações superficiais, a limpeza asséptica da ferida e a aplicação de pressão podem ser suficientes, mas, no caso de lacerações profundas, os níveis de fator devem ser aumentados e, nos casos adequados, deve ser considerada a possibilidade de suturas.

Referência:

1. Bowen DJ. Haemophilia A and haemophilia B: molecular insights. Mol Pathol 2002; 55 : 127-44.

2. Srivastava A, Brewer AK, Mauser-Bunschoten EP et al, Guidelines for the management of Hemophilia, Hemophilia (2012), 1-47

Capítulo 3 Complicações da Hemofilia

As complicações da hemofilia podem estar relacionadas com a doença ou com o tratamento. As complicações relacionadas com a doença são maioritariamente músculo-esqueléticas. As complicações relacionadas com o tratamento podem ainda ser divididas em infecções relacionadas com o sangue e produtos sanguíneos e formação de inibidores.

Complicações músculo-esqueléticas

As complicações músculo-esqueléticas podem ser amplamente divididas em sinovite, artropatia hemofílica crónica, pseudotumores, articulação de Charcot e fracturas.

Se um doente com hemofilia sangrar frequentemente numa determinada articulação ou músculo e se continuar a ser tratado de forma inadequada, isso conduzirá à deterioração progressiva da articulação e/ou do músculo em causa, resultando numa grave perda de função devido à perda de movimento, atrofia muscular, dor, deformidade articular e contraturas nas primeiras uma a duas décadas de vida. Após uma hemartrose aguda, a sinóvia fica inflamada, hiperémica e extremamente friável. Com hemorragias repetidas, a sinóvia torna-se cronicamente inflamada e hipertrofiada, e a articulação aparece inchada, resultando numa sinovite crónica. À medida que o inchaço continua a aumentar, os danos articulares, a atrofia muscular e a perda de movimento evoluem para uma artropatia hemofílica crónica. A substituição regular de factores, a fisioterapia e os AINE podem prevenir a inflamação e a sinovite. A sinovectomia deve ser considerada se a sinovite crónica persistir com hemorragias recorrentes frequentes não controladas por outros meios. As opções para a sinovectomia incluem a sinoviortese química ou radioisotópica utilizando um emissor beta puro (fósforo-32 ou ítrio-90) e a sinovectomia cirúrgica artroscópica ou aberta.

A artropatia hemofílica crónica pode desenvolver-se a partir da segunda década de vida (e por vezes mais cedo), dependendo da gravidade da hemorragia e do seu tratamento. O processo é desencadeado pelos efeitos imediatos do sangue na cartilagem articular durante a hemartrose e reforçado por sinovite crónica persistente e hemartroses recorrentes, resultando em danos irreversíveis. Com o avanço da perda de cartilagem, desenvolve-se uma condição artrítica progressiva que inclui contracturas secundárias dos tecidos moles, atrofia muscular e deformações angulares. A deformidade pode também ser reforçada por contratura na sequência de hemorragias musculares ou neuropatia.

Imagem 3-1: Hemorragia repetida que leva a artropatia hemofílica crónica (Lafeber FP et al. Haemophilia 2008; 14 (Suppl 4):3-9)

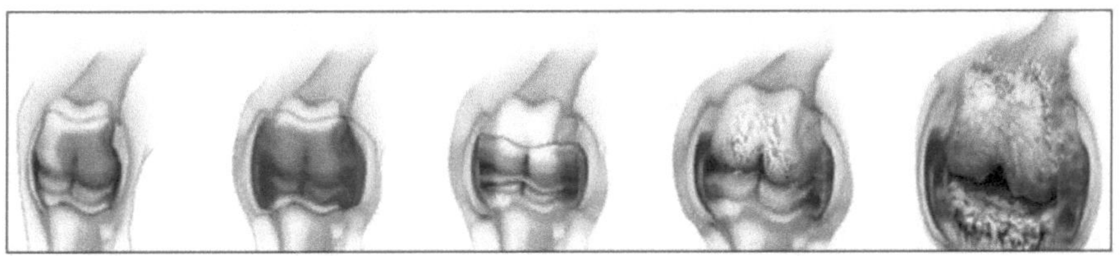

O pseudotumor é uma condição potencialmente perigosa para os membros e para a vida, exclusiva da hemofilia, que ocorre como resultado de hemorragias de tecidos moles inadequadamente tratadas, geralmente no músculo adjacente ao osso, que pode ser envolvido secundariamente. É mais comum em ossos longos ou na pelve. Se não for tratado, o pseudotumor pode atingir um tamanho enorme, causando pressão sobre as estruturas neurovasculares adjacentes e fracturas patológicas. Pode desenvolver-se uma fístula através da pele sobrejacente.

As fracturas não são frequentes nas pessoas com hemofilia, possivelmente devido aos níveis mais baixos de deambulação e intensidade das actividades. No entanto, uma pessoa com artropatia hemofílica pode correr o risco de sofrer fracturas nas articulações que têm uma perda significativa de movimento e em ossos que são osteoporóticos. Assim, existe um ciclo vicioso de hemorragia articular, destruição articular, desequilíbrio articular, instabilidade da marcha e quedas repetidas que levam novamente a hemorragia articular (Imagem 3-2).

Imagem 3-2: O ciclo vicioso da destruição das articulações

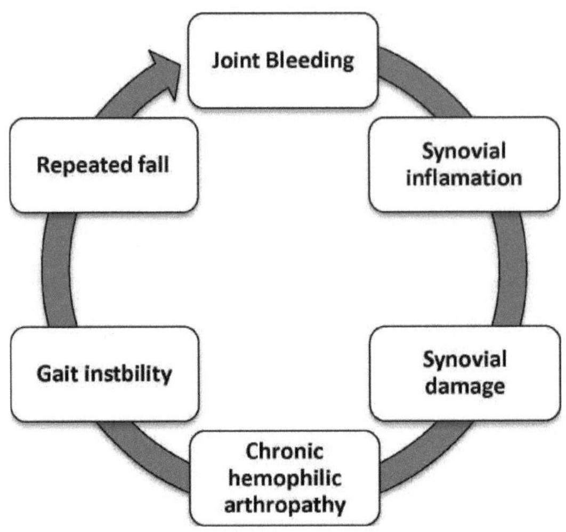

Formação de inibidores

Os "inibidores" na hemofilia referem-se a anticorpos IgG que neutralizam os factores de coagulação. A presença de um novo inibidor deve ser suspeitada em qualquer paciente que não responda clinicamente aos fatores de coagulação, particularmente se ele tiver sido previamente responsivo. Nesta situação, a recuperação esperada e a semi-vida do fator de coagulação transfundido estão gravemente diminuídas. Os inibidores são mais freqüentemente encontrados em pessoas com hemofilia grave em comparação com aquelas com hemofilia moderada ou leve. A incidência cumulativa (i.e. risco vitalício) de desenvolvimento de inibidores na hemofilia A grave está na faixa de 20-30% e aproximadamente 5-10% na doença moderada ou leve[1,2] . Na hemofilia grave, os inibidores não alteram o local, a freqüência ou a gravidade do sangramento. Na hemofilia moderada ou leve, o inibidor pode neutralizar o FVIII sintetizado endogenamente, convertendo efetivamente o fenótipo do paciente para grave. As manifestações hemorrágicas na hemofilia moderada/leve complicada por um inibidor são mais freqüentemente reminiscentes daquelas observadas em pacientes com hemofilia A adquirida (devido a auto-anticorpos para FVIII), com uma maior predominância de locais de sangramento mucocutâneo, urogenital e gastrointestinal[3] . Consequentemente, o risco de complicações graves ou mesmo de morte por hemorragia pode ser significativo nestes doentes. Os inibidores são muito menos freqüentes na hemofilia B, ocorrendo em menos de 5% dos indivíduos afetados[4] . A presença de inibidores torna o tratamento muito difícil e, por isso, são mais bem geridos em centros dedicados aos cuidados da hemofilia.

Complicações transmitidas por transfusão e outras complicações relacionadas com infecções

A transmissão do VIH, da Hepatite B e da Hepatite C através de várias transfusões de sangue e de produtos sanguíneos, incluindo produtos com factores de coagulação, resultou numa elevada mortalidade de pessoas com hemofilia nos anos 80 e no início dos anos 90[5,6] . Na sequência destas observações, foram implementadas várias medidas de mitigação de riscos. Estas incluem a seleção cuidadosa dos dadores e o rastreio do plasma, passos virucidas eficazes no processo de fabrico e avanços nas tecnologias de diagnóstico sensíveis para a deteção de vários agentes patogénicos. Como resultado, muitas destas doenças diminuíram e isto foi observado em vários estudos realizados em todo o mundo, indicando que a transmissão do VIH, do VHB e do VHC através do concentrado de fator foi quase eliminada[7,8] . Os concentrados de factores recombinantes contribuíram significativamente para reduzir o risco de infeção por VIH, VHB e VHC. O novo desafio continua a ser as infecções emergentes e reemergentes, muitas das quais não são passíveis das actuais medidas de redução do risco. Entre estas contam-se os vírus com invólucro não lipídico e os priões, para os quais os métodos de diagnóstico e de eliminação continuam a ser um desafio[8,9,10] . De um modo geral, embora em vias de declínio, a presença destas infecções torna a gestão da hemofilia ainda mais difícil e complicada.

Referência:

1. Astermark J, Altisent C, Batorova A, et al; Comité Europeu de Normalização da Terapêutica da Hemofilia. Factores de risco não genéticos e o desenvolvimento de inibidores na hemofilia: uma revisão abrangente e um relatório de consenso. Haemophilia 2010;16(5):747-66.

2. Wight J, Paisley S. The epidemiology of inhibitors in haemophilia A: a systematic

review (A epidemiologia dos inibidores na hemofilia A: uma revisão sistemática). Haemophilia 2003;9(4):418-35.

3. Hay CR. Inibidores do fator VIII na hemofilia A de gravidade ligeira e moderada. Haemophilia 1998;4(4):558-63.

4. Bolton-Maggs PH, Pasi KJ. Haemophilias A e B. Lancet 2003 May 24;361(9371):1801-9.

5. Arnold DM, Julian JA, Walker IR, et al; Associação de Directores de Clínicas de Hemofilia do Canadá. Mortality rates and causes of death among all HIVpositive individuals with hemophilia in Canada over 21 years of follow-up. Sangue 2006;108(2):460-4.

6. Lee CA, Sabin CA, et al. Morbidade e mortalidade por doenças transmitidas por transfusão na hemofilia. Lancet 1995;345(8960):1309.

7. Farrugia A, Evers T, Falcou PF, Burnouf T, Amorim L, Thomas S. Problemas de fracionamento do plasma. Biologicals 2009, Abr;37(2):88-93.

8. Mauser-Bunschoten EP, Posthouwer D, Fischer K, van den Berg HM. Segurança e eficácia de um concentrado de fator VIII purificado monoclonal derivado do plasma durante 10 anos de acompanhamento. Haemophilia 2007 Nov;13(6):697-700.

9. Farrugia A, Manno CS, Evatt BL. Riscos emergentes e recuados dos regimes terapêuticos para a hemofilia. Haemophilia 2004;10(Suppl 4):47-54.

10. Tapper ML. Doenças virais emergentes e riscos de doenças infecciosas. Haemophilia 2006;12(Suppl 1):3-7.

Capítulo 4 Epidemiologia da Hemofilia

As doenças hemorrágicas afectam 1 em cada 1.000 homens e mulheres em todo o mundo[1] . As hemofilias A e B[2,3,4] e a doença de von Willebrand[5,6] constituem os tipos mais prevalentes de doenças hemorrágicas. A hemofilia A afecta um em cada 5000 homens[7,8,9] . Estima-se que a hemofilia B afecte 1 em cada 30.000 nascimentos de homens[10] . Esta estimativa de incidência mais frequentemente citada de 1 por cada 5.000 nascimentos masculinos para a hemofilia é de Haldane[11] . Soucie et al[12] estimaram uma incidência semelhante de 1 por 5.032 nascimentos do sexo masculino (ou seja, cerca de 20 por 1.00.000 habitantes) a partir de uma vigilância da hemofilia estabelecida nos Estados Unidos da América (EUA). Entre 2009 e 2010, foram notificados 260 novos doentes na Índia[13,14] , enquanto se registaram 1,38,41,667 nascimentos de homens[15] . Isto implica que a incidência de hemofilia na Índia em 2010 foi de cerca de 2 por 1.00.000 nascimentos masculinos, ou cerca de 277 novos doentes registados por ano no país. Se for utilizada a incidência de 20 por 1.00.000, o número de novos nascimentos afectados na Índia em 2010 seria de 2.768, ou seja, aproximadamente 0,01 por cento do total de nascimentos anuais na Índia.

Num inquérito global sobre hemofilia e doenças hemorrágicas, realizado pela Federação Mundial de Hemofilia (WFH) em 2011, que incluiu 108 países e abrangeu 90,6% da população mundial, os dados indianos foram comunicados pela Federação de Hemofilia (Índia). Foi identificado um total de 1 67 110 pessoas com hemofilia. Foram ainda identificados 69 729 doentes com a doença de Von Willebrand e 31 191 doentes com outros distúrbios hemorrágicos, o que faz com que o número total de doentes com distúrbios hemorrágicos seja de 2 68 030. O número total de doentes com hemofilia A era de 1 34 354 e com hemofilia B era de 26 821, dos quais 3387 doentes com hemofilia A e 183 doentes com hemofilia B tinham inibidores clinicamente identificados (Figura 4-1). Os dados mostram que, em 2011, a Índia registou 14 718 doentes com perturbações hemorrágicas e 11 586 doentes com hemofilia A.

Figura 4-1: Dados Mundiais sobre Hemofilia (WFH) 2011[14]

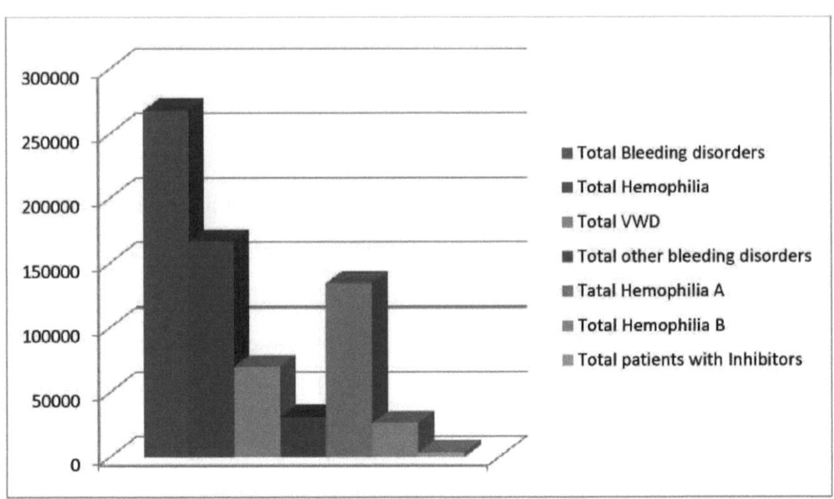

Quadro 3-1: Cinco países que registam o maior número de doentes com doenças hemorrágicas e hemofilia[16,17] .

Sl não	Distribuição dos países com distúrbios hemorrágicos	Casos comunicados de distúrbios hemorrágicos		Casos registados de Hemofilia A	Distribuição de Países com Hemofilia A
1	Estados Unidos da América América	32,496		13,276	Estados Unidos da América América
2	Reino Unido	23,459		11,586	Índia
3	Brasil	17,350		8,921	China
4	Índia	14,618		8,839	Brasil
5	China	10,280		5,420	Reino Unido
6	Total Mundo	2,68,030		1,67,110	Total mundial

Os EUA e o Brasil registam a prevalência mais elevada, superior a 4 casos por cada 1 000 000 de habitantes. Em comparação, o número de casos prevalecentes na Índia é de 0,9 por cada 1 000 000 de habitantes. Esta baixa prevalência pode dever-se ao subdiagnóstico, à mortalidade precoce e ao registo incompleto de casos, o que leva a uma menor notificação de casos. Por outro lado, o Reino Unido tem uma prevalência muito elevada de 8,7, o que pode dever-se a um fenómeno observado em países onde a pequena população aumenta as estimativas de prevalência. Kar A et al[17] observaram que, se o subdiagnóstico for corrigido e a taxa de prevalência de 4,26 por 1.00.000 (EUA) for considerada para a Índia, então a atual deteção de casos de hemofilia A na Índia é 4,7 vezes inferior. Do mesmo modo, no caso da hemofilia B, a taxa de prevalência de 0,1 por 1 000 000 habitantes na Índia é 13 vezes inferior à taxa de prevalência dos EUA (1,3 por 1 000 000).

Figura 4-2: Prevalência observada (calculada em 0,9 por 1.00.000) e estimada (calculada em 4 por 1.00.000 habitantes) de hemofilia A nos Estados e Territórios da União da Índia. (Fonte: Kar A, Phadnis S, Dharmarajan S, Nakade J. Epidemiology & social costs of haemophilia in India, Indian J Med Res 140, julho de 2014, pp 19-31).

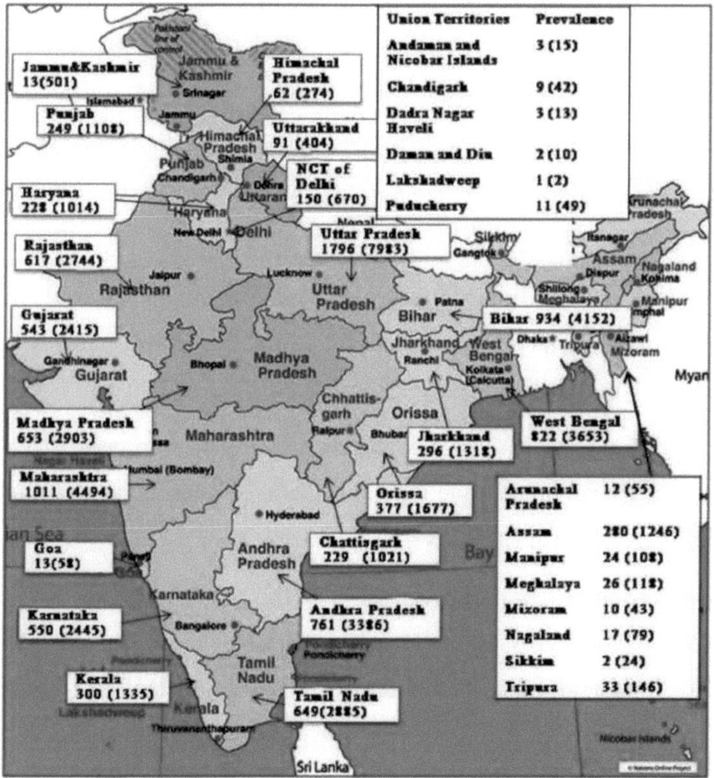

Esta estimativa efectuada por Kar A et al. realçou a importância dos casos não notificados e não diagnosticados na Índia. Este facto também é significativo no nordeste da Índia e exige uma maior sensibilização dos médicos e dos doentes para a melhoria dos cuidados com a hemofilia na Índia.

Referência:

1. Skinner MW. WFH: colmatar a lacuna global - alcançar cuidados óptimos. Hemofilia 2012; 18 (Suplemento 4) : 1-12

2. lee CA. Historical introduction. In: lee C, Berntorp E, Hoot K, editores. Textbook of hemophilia. 2ª ed. West Sussex: Wiley-Blackwell; 2010. p. 1-6.

3. van den Berg HM, Fischer K. Phenotypic - genotypic relationship. In: lee C, Berntorp E, Hoots K, editores. Textbook of hemophilia, 2nd ed. West Sussex: Wiley-Blackwell; 2010. p. 33-7.

4. Mannucci PM, Tuddenham EG. As hemofilias - dos genes reais à terapia génica. N Engl J Med 2001; 344 : 1773-9.

5. Rodeghiero F, Castaman G. Doença de von Willebrand: epidemiologia. In: lee C, Berntorp E, Hoots K, editores. Textbook of hemophilia, 2nd ed. West Sussex: Wiley-Blackwell; 2010. p. 286-93.

6. Srivastava A, Rodeghiero F. Epidemiology of von Willebrand disease in developing countries (Epidemiologia da doença de von Willebrand nos países em desenvolvimento). Semin Thromb Hemost 2005; 31 : 569-76.

7. Wang XF, Zhao YQ, Yang RC, et al. A prevalência de inibidores do fator VIII e aspectos genéticos do desenvolvimento de inibidores em doentes chineses com hemofilia A. Haemophilia. 2010; 16(4): 632-9.

8. Bitchell TC. Distúrbios hereditários da coagulação. In: Lee GR, Bitchell TC, Foerster J, Athens JW, Lukens JN. Wintrobe Hematologia Clinica. vol II. 9 ed. São Paulo: Editora Manole. São Paulo: Editora Manole; 1998. Cap. 56, P. 1562-1616.

9. Silva PH, Hashimoto Y. Coagulaçao visao laboratorial da hemostasia primaria e

secundaria. Rio de Janeiro: Livraria e Editora Revinter; 2006. p. 136.

10. Giannelli F, Choo KH, Rees DJG, Boyd y, Rizza CR, Brownlee GG. Deleções genéticas em pacientes com hemofilia B e anticorpos antifator IX. Nature 1983; 303 : 181-2.

11. Haldane JB. A taxa de mutação espontânea de um gene humano. J Genet 1935; 31 : 317-26

12. Soucie JM, Evatt B, Jackson D. Ocorrência de hemofilia nos Estados Unidos. Investigadores do Projeto do Sistema de Vigilância da Hemofilia. Am J Hematol 1998; 59 : 288-94.

13. Federação Mundial de Hemofilia. Relatório da Pesquisa Global Anual 2010. Montreal, QC, Canadá: Federação Mundial de Hemofilia; 2011. Disponível em http://www.wfh.org/en/page.aspx?pid=492, acedido em 9 de maio de 2013.

14. Federação Mundial de Hemofilia (WFH). Relatório sobre a Pesquisa Global Anual 2009. Canadá: WFH; 2011. Disponível em : http://www1.wfh.org/publications/files/pdf-1428.pdf, acedido em 9 de maio de 2013.

15. Censo da Índia 2011, Gabinete do Conservador-Geral e Comissário do Censo, Índia, Controlador de Publicações, Nova Deli. Disponível em: http://www.censusindia.gov.in/2011-provresults/prov_results_ paper1_india.html, acedido em 12 de outubro de 2012.

16. Federação Mundial de Hemofilia (WFH). Relatório sobre a Pesquisa Global Anual 2011. Canadá: WFH; 2013. Disponível em : http://www1.wfh.org/publications/files/pdf-1488.pdf, acedido em 9 de maio de 2013

17. Kar A, Phadnis S, Dharmarajan S, Nakade J. Epidemiology & social costs of haemophilia in India (Epidemiologia e custos sociais da hemofilia na Índia), Indian J Med Res 140, julho de 2014, pp 19-31.

Capítulo 5 Hemofilia no Nordeste da Índia

A região do Nordeste da Índia é de especial interesse devido à sua considerável variação na estrutura étnica e linguística. Com mais de duzentos e vinte (220) grupos étnicos e igual número de dialectos, é extremamente diversificada tendo em conta a sua área geográfica. Limitada pelos Himalaias a norte e pela Baía de Bengala a sul, constitui uma passagem exclusivamente delgada, principalmente nas margens do rio Brahmaputra, que liga o subcontinente indiano à Ásia Oriental e ao Sudeste Asiático.

A grande diversidade linguística do Nordeste da Índia é representada por três grandes famílias linguísticas: Austro-asiática, Indo-europeia e Tibeto-birmanesa.

O grupo austro-asiático tem uma relação linguística com o povo Mon-Khmer da Birmânia continental, bem como com a Tailândia, e o seu principal representante são os Khasis de Meghalaya. Os Khasis praticam o matriarcado, ao contrário de outras populações tribais do Nordeste da Índia.

Acredita-se que o grupo indo-europeu migrou para esta terra em particular a partir do Ocidente e é representado pelos assameses indianos, os principais habitantes do vale do Brahmaputra. Também são responsáveis por todos os outros povos que migraram de outros estados da Índia, como Bengala, Bihar, Uttar Pradesh, Rajastão, Punjab e o resto do norte da Índia.

As populações tibeto-birmanesas são os primeiros habitantes desta terra. Uma das subdivisões do grupo de línguas tibeto-birmanesas, ou seja, o grupo de línguas norte-assam, é falada pela maioria das tribos de Arunachal Pradesh, bem como de Assam e Manipur. Outra subdivisão conhecida como grupo Assam-Birmânia é falada pelo grupo de tribos Bodo de Assam, Meghalaya e Tripura; Karbis de Assam; Nagas de Nagaland; Mizo-kukis de Mizoram; Meities de Manipur, etc. Além disso, existe um outro grupo linguístico, o siamês-chinês, que é falado por um número limitado de grupos populacionais. O Tai, uma das subdivisões do chinês siamês, é falado pelos Aiton, Turung, Khamti, Khamyang e Phakials de Assam e Arunachal Pradesh. Em tempos, o Tai foi também a língua original dos Ahom, um importante grupo populacional de Assam.

Uma adição mais recente à população do Nordeste da Índia é o povo tribal de Orissa e Chotonagpur, a maioria do qual pertence ao grupo linguístico Kolarian e foi trazido para este continente como trabalhadores nos jardins de chá de Assam pelos britânicos antes da independência. Permaneceram e constituem atualmente uma população significativa de Assam, sobretudo na região do Alto Assam.

Imagem 5-1: Mapa do Nordeste da Índia

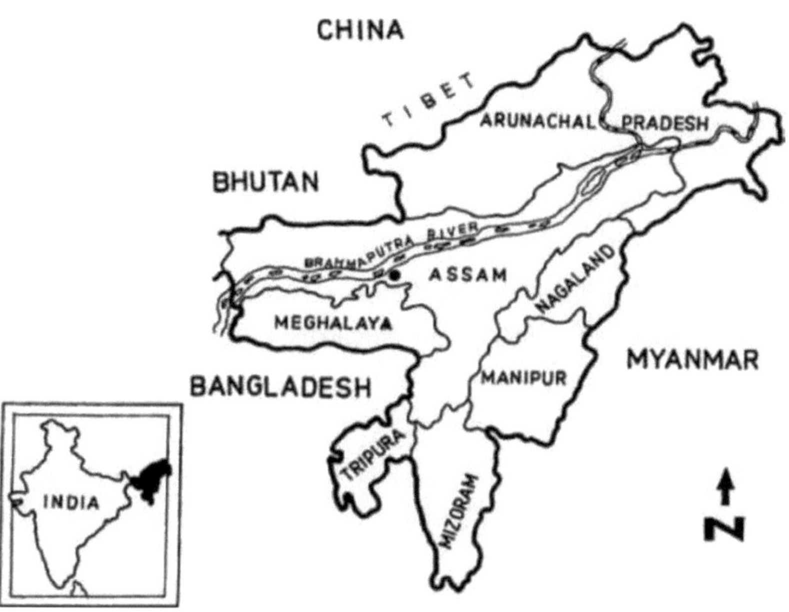

O sistema moderno de cuidados de saúde do nordeste da Índia foi inicialmente criado pelos britânicos durante o período colonial. A primeira escola de medicina foi criada em Dibrugarh, com o nome de Berry White Medical School, em 1901, que foi melhorada para Assam Medical College and Hospital (AMCH) em 3rd de novembro de 1947, após a independência da Índia. Continua a servir de centro de cuidados terciários para a maior parte da parte superior de Assam, a parte oriental de Arunachal Pradesh e algumas partes de Nagaland. A Faculdade de Medicina de Guwahati (GMCH) foi criada em 1960 na capital do Estado e tornou-se o centro de referência mais elevado do Governo de Assam, albergando orgulhosamente o único departamento de hematologia do Nordeste da Índia. O Silchar Medical College (SMC) foi criado em 1968 e é o único centro de cuidados terciários do vale de Barak. O Instituto Regional de Ciências Médicas (RIMS), Imphal, foi criado em 14th de setembro de 1972 em Lamphelpat, Manipur, e o Instituto Regional de Saúde e Ciências Médicas Indira Gandhi do Nordeste (NEGRIMS) foi criado em 2007 em Shillong, Meghalaya. Três novas faculdades de medicina foram criadas recentemente em Jorhat (JMCH, Jorhat Medical College and Hospital), Barpeta (FAAMCH ou Fakhruddin Ali Ahmed Medical College and Hospital) e Tezpur (TMCH, Tezpur Medical College and Hospital) em 2008, 2010 e 2013, respetivamente.

Existem apenas três capítulos do IHF no nordeste da Índia, nomeadamente o capítulo de Guwahati, o capítulo de Tinsukia e o capítulo de Imphal. O capítulo de Guwahati tem o maior número de casos registados, por ser a capital do Estado e também por ser facilmente acessível a partir de todos os outros estados do nordeste. O Guwahati Medical College tem um departamento de hematologia e registou o maior número de doentes hemofílicos desta região. O capítulo de Imphal está sediado no Instituto Regional de Ciências Médicas e comunicou um número de sessenta e três (63) doentes hemofílicos registados que estão a ser acompanhados regularmente. O Capítulo de Tinsukia realiza a maior parte das suas actividades a partir do nosso centro, o Assam Medical College and Hospital, em Dibrugarh. Apresentámos as nossas conclusões neste estudo.

Imagem 5-2: Capítulos de hemofilia no Nordeste da Índia, Capítulo de Guwahati (GMCH) (AZUL), Capítulo de Tinsukia (AMCH) (VERMELHO), Capítulo de Imphal (RIMS) (VERDE). Outras faculdades de medicina (centro de cuidados terciários) (no sentido dos ponteiros do relógio a partir da mais meridional; SMCH, NEGRIMS, FAAMCH, TMCH, JMCH) (LARANJA)

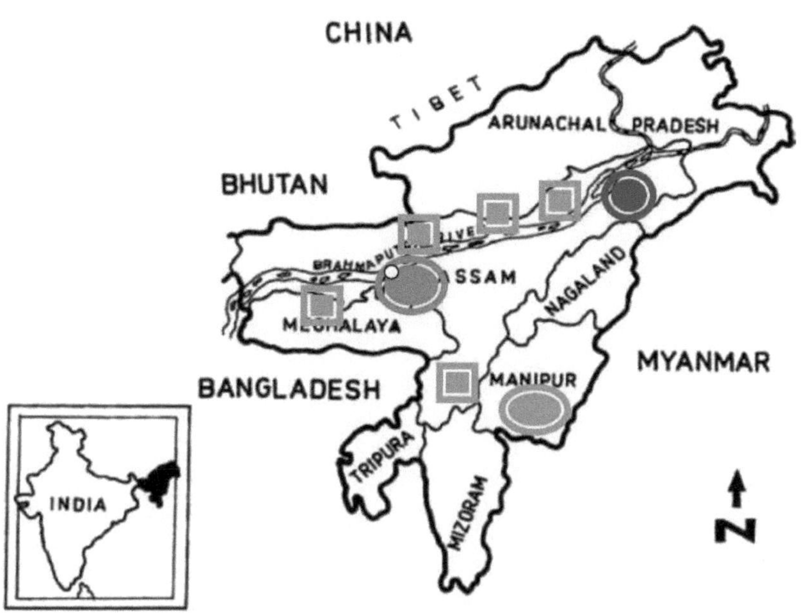

Embora tenha havido mais de setecentos doentes com hemofilia que frequentaram o departamento de hematologia da Faculdade de Medicina de Guwahati, apenas 273 membros registados do Capítulo de Guwahati estão a ser acompanhados regularmente. Da mesma forma, foram notificados mais de 100 casos no nosso instituto, mas apenas 63 casos registados estão a ser acompanhados regularmente. O Capítulo de Imphal tem 34 casos registados em acompanhamento regular (Quadro 5-1). Isto perfaz um total de 370 casos registados na Federação de Hemofilia da Índia do nordeste que estão em acompanhamento regular em vários capítulos. O total de casos registados, incluindo os que se perderam no seguimento, pode situar-se entre 850 e 1000, o que está próximo da estimativa de Kar A et al[1] de 1246 para Assam e de 1500 a 1600 para o Nordeste da Índia.

Quadro 5-1: Casos registados em vários capítulos do Nordeste da Índia

Capítulo	Número total de casos registados com acompanhamento	Número total de doentes com deficiência	Número total de doentes com deficiência	Número total de doentes com deficiência	Número total de doentes com deficiência

	regular	de Fator VIII	de Fator IX	de Fator VII	de Fator X
Capítulo de Guwahati	273	246	27	0	0
Capítulo Tinsukia	63	55	8	1	1
Capítulo Imphal	34	28	6	0	0
Total Nordeste da Índia	370	329	41	1	1

Na nossa primeira publicação[2] , relatámos quarenta e cinco (45) casos no período de um ano, de julho de 2014 a junho de 2015, no Assam Medical College and Hospital. Destes 45 casos, 43 eram do sexo masculino e 2 do sexo feminino. Trinta e três (33) pacientes eram hemofílicos conhecidos e nove (9) casos foram diagnosticados recentemente durante o nosso período de estudo. A maioria dos doentes tinha menos de 20 anos de idade. 36 (81%) doentes eram deficientes em fator VIII, que foi o mais comum. Destes 36 doentes, 17 tinham deficiência grave, 8 tinham deficiência moderada e 11 tinham deficiência ligeira do fator VIII. A deficiência de fator IX foi observada em oito (8) doentes, o que representou 17% dos casos. Cinco (5) casos tinham deficiência grave e três (3) casos tinham deficiência ligeira do fator IX. Um (1) caso apresentava deficiência de Fator X. Registaram-se 18 incidências de hospitalizações no nosso hospital, das quais 14 por deficiência de fator VIII, 3 por deficiência de fator IX e uma por deficiência de fator X. Foram registadas 87 consultas externas para doentes com hemofilia que foram tratados com substituição de fator e/ou outros tratamentos em regime de consulta externa. Os internamentos foram mais frequentes nos casos graves (58%) do que nos outros (27%). 35 casos apresentavam hemorragias articulares, 11 casos hemorragias intramusculares, um (1) caso com hemorragia intra-abdominal potencialmente fatal, nove (9) casos com hemorragias dentárias e gengivais e três (3) casos com epistaxis. Dos nove (9) casos recém-diagnosticados, três (3) apresentavam hemorragias após procedimentos dentários, um (1) com hemorragia após cirurgia, dois (2) com dor e deformidade nas articulações e três (3) foram diagnosticados após o rastreio de irmãos. Todos os casos de hemorragia grave receberam reposição de Fator e/ou FFP. Um doente com deficiência grave de fator XIII faleceu após uma hemorragia intracraniana. 22 doentes com níveis de fator VIII e de fator IX inferiores a <1% foram considerados casos de deficiência grave de fator e registaram 14 hospitalizações, várias consultas de medicina interna e uma (1) mortalidade. Por outro lado, 23 doentes com níveis de fator entre ligeiro (5 a 40%) e moderado (1 a 5%) tiveram apenas 4 hospitalizações, consultas pouco frequentes e nenhuma mortalidade. Duas mulheres apresentavam uma deficiência ligeira de fator VIII.

Referência

1. Kar A, Phadnis S, Dharmarajan S, Nakade J. Epidemiologia e custos sociais da hemofilia na Índia, Indian J Med Res 140, julho de 2014, pp 19-31. 55-59, e- ISSN-2279-0853, p-ISSN: 2279-0861

2. Dutta A, Dutta TS, Kar S, Kakati S, Doarah P, Estudo sobre a apresentação clínica de doentes com deficiência de factores que se apresentam num centro de cuidados terciários do nordeste da Índia; Journal of Medical Science and Clinical Research 2016; Volume 4, Número 7: ISSN(e) - 2347-176, ISSN (p)-24550450

Capítulo 6 Objetivo do nosso estudo

O Nordeste da Índia tem um perfil populacional único, como já foi referido no capítulo anterior. A região do Alto Assam, no Nordeste da Índia, é a planície da bacia hidrográfica do rio Brahmaputra, habitada por populações étnicas e migrantes numa mistura única, diferente de outras partes da Índia. O indo-ariano, o austro-asiático e o tibeto-birmanês são os três grandes grupos sociolinguísticos que migraram para aqui e que se misturaram muito bem com a população étnica desta região.

O nosso objetivo era estudar os doentes com hemofilia desta região. Uma vez que não existe qualquer publicação anterior sobre a prevalência ou incidência da hemofilia, iniciámos o nosso estudo num centro de cuidados terciários, o Assam Medical College and Hospital. Planeámos começar por identificar os casos que procuram ajuda médica no nosso instituto, identificar a sua família e fazer um rastreio consecutivo dos seus familiares e, em seguida, proceder ao inquérito e à análise com base na população. Pretendemos também estudar o perfil demográfico, a apresentação clínica, as complicações e o resultado do tratamento destes doentes com hemofilia, de modo a podermos formular o nosso próprio protocolo institucional.

Capítulo 7 Materiais e métodos

Foram incluídos no estudo todos os doentes com hemofilia que foram encaminhados para consulta ou internados devido a alguma hemorragia e/ou complicações no Departamento de Medicina e no Departamento de Pediatria do Assam Medical College and Hospital. O período de estudo foi de dezoito (18) meses, de 1 de outubro de 2015 a 30 de março de 2017. Foi recolhida uma história pormenorizada de cada doente, que incluía a queixa apresentada e os antecedentes, incluindo uma história familiar. Alguns dos pacientes eram pacientes com hemofilia conhecidos que nos visitam regularmente para reposição de fator. Nos novos doentes, foi recolhida uma história familiar pormenorizada e foram realizadas análises ao sangue. O rastreio dos irmãos e de outros membros da família foi sugerido a todos os doentes recém-diagnosticados e efectuado com o consentimento dos mesmos.

As contagens sanguíneas de rotina foram efectuadas por contadores de células automatizados. A contagem de plaquetas foi efectuada manualmente sob microscópio ótico no nosso laboratório de hematologia. O tempo de hemorragia (TS; em situações seleccionadas), o tempo de coagulação (TC), o tempo de protrombina (TP), o rácio normalizado internacional (INR) e o tempo de tromboplastina parcial activada (TTPA) também foram realizados em todos os casos recentemente diagnosticados (Tabela: 7-1). Foram preferidas amostras em jejum e foi pedido aos doentes que evitassem tomar quaisquer medicamentos 8 horas antes da colheita de amostras de sangue, especialmente aspirina ou analgésicos. Pediu-se também aos doentes que repousassem durante 30 minutos antes da colheita de amostras de sangue. Para o tempo de protrombina, o sangue foi colhido num tubo de ensaio contendo citrato de sódio líquido, que, depois de misturado, é centrifugado. É extraída uma amostra de plasma e é adicionado um excesso de cálcio para inverter o efeito do citrato. Em seguida, para ativar a cascata de coagulação extrínseca/fator tecidular, é adicionado o fator III e o tempo de coagulação da amostra é medido opticamente. O INR (rácio normalizado internacional) é o tempo de protrombina de uma amostra de um doente dividido pelo resultado do plasma controlado.

Para a colheita de sangue, foi efectuada uma punção venosa limpa e a amostra foi colhida no minuto seguinte à aplicação do torniquete. Foram utilizadas agulhas de calibre 19-21 para adultos e agulhas de calibre 22-23 para crianças pequenas, e o sangue foi colhido num sistema de colheita evacuado. Os primeiros 2 ml da amostra de sangue foram descartados. A amostra foi coletada em tubos de citrato contendo citrato trissódico di-hidratado aquoso 0,105M-0,109M (c3,2%), mantendo-se a proporção de sangue para citrato de 9:1. As amostras foram enviadas imediatamente para o Laboratório de Hematologia do Departamento de Patologia do Assam Medical College and Hospital para a estimativa do fator no próprio dia, de preferência nas 4 horas seguintes à colheita das amostras.

Quadro 7-1: Interpretação dos testes de despistagem

DIAGNÓSTICO POSSÍVEL	PT	APTT	BT	CONTAGEM DE PLAQUETAS
Normal	Normal	Normal	Normal	Normal
Hemofilia A ou B	Normal	Prolongado	Normal	Normal
VWD	Normal	Normal ou prolongado	Normal ou prolongado	Normal ou reduzida
Defeito nas plaquetas	Normal	Normal	Normal ou prolongado	Normal ou reduzida

Seguiu-se um exame físico completo dos doentes com hemofilia. Este incluiu o exame da(s) articulação(ões) afetada(s) durante o internamento, bem como de outras articulações que foram afectadas ao longo do tempo durante a evolução natural da doença. Foram efectuados os exames imagiológicos necessários, como radiografias, ultra-sons e TAC.

Os doentes foram instruídos no sentido de evitarem suportar o peso em qualquer articulação que estivesse inchada e inflamada, aplicarem compressão na articulação ou no músculo afetado e elevarem a articulação afetada com a ajuda de uma almofada ou de um cobertor. A imobilização da articulação com uma tala foi frequentemente útil até à resolução da dor. Em muitos casos, foram aplicadas compressas de gelo/frio à volta da articulação durante 15-20 minutos de quatro em quatro ou de seis em seis horas para aliviar a dor.

A dose adequada de concentrado de fator para aumentar adequadamente o nível de fator do doente foi assegurada após o fornecimento gratuito de factores ao nosso hospital pela Hemophilia Federation of India. Este esquema não só ajudou muitos doentes com hemofilia, como também aumentou a afluência de doentes com hemofilia ao nosso instituto.

Imagem 7-1: Estratégias para a substituição de factores em doentes com hemofilia Srivastava A et al, Guidelines for the management of Hemophilia, Hemophilia (2012)

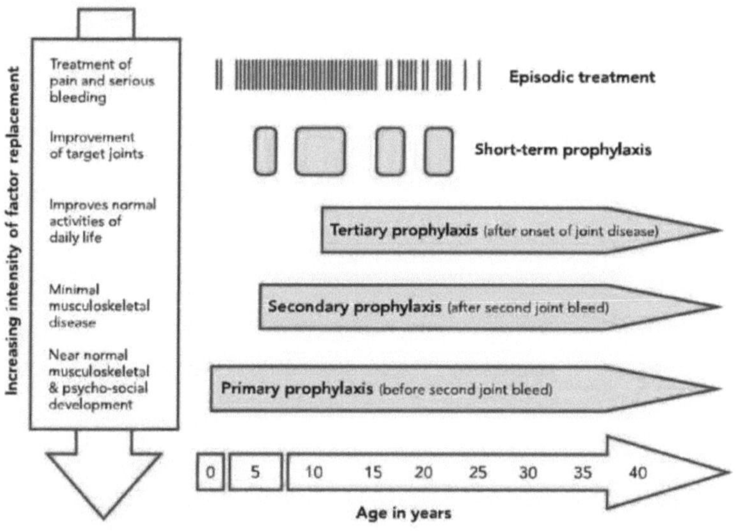

Embora o tratamento ideal fosse a profilaxia primária ou secundária, devido às restrições financeiras do doente e à ajuda do governo, temos de nos basear sobretudo no tratamento episódico. Este tratamento episódico com concentrados de factores só é útil para reduzir a dor e as hemorragias graves, mas estamos a planear iniciar a profilaxia em doentes seleccionados com deficiência grave de factores. Na nossa publicação anterior, concluímos que os doentes com deficiência grave de factores (contagem de factores <1%) eram mais frequentemente hospitalizados e tinham a maioria das complicações e que uma substituição profilática de factores em casos de deficiência grave de factores e em mulheres reduziria em grande medida a mortalidade e a morbilidade neste grupo de doentes.

Tabela 7-2: Nível de pico de fator plasmático sugerido e duração da administração (quando não há restrições significativas de recursos); Srivastava A et al, Guidelines for the management of Hemophilia, Hemophilia (2012)

	HEMOPHILIA A		HEMOPHILIA B	
TYPE OF HEMORRHAGE	DESIRED LEVEL (IU/DL)	DURATION (DAYS)	DESIRED LEVEL (IU/DL)	DURATION (DAYS)
Joint	40–60	1–2, may be longer if response is inadequate	40–60	1–2, may be longer if response is inadequate
Superficial muscle/no NV compromise (except iliopsoas)	40–60	2–3, sometimes longer if response is inadequate	40–60	2–3, sometimes longer if response is inadequate
Iliopsoas and deep muscle with NV injury, or substantial blood loss				
• initial	80–100	1–2	60–80	1–2
• maintenance	30–60	3–5, sometimes longer as secondary prophylaxis during physiotherapy	30–60	3–5, sometimes longer as secondary prophylaxis during physiotherapy
CNS/head				
• initial	80–100	1–7	60–80	1–7
• maintenance	50	8–21	30	8–21
Throat and neck				
• initial	80–100	1–7	60–80	1–7
• maintenance	50	8–14	30	8–14
Gastrointestinal				
• initial	80–100	7–14	60–80	7–14
• maintenance	50		30	
Renal	50	3–5	40	3–5
Deep laceration	50	5–7	40	5–7
Surgery (major)				
• Pre-op	80–100		60–80	
• Post-op	60–80 40–60 30–50	1–3 4–6 7–14	40–60 30–50 20–40	1–3 4–6 7–14
Surgery (minor)				
• Pre-op	50–80		50–80	
• Post-op	30–80	1–5, depending on type of procedure	30–80	1–5, depending on type of procedure

Tabela 7-3: Nível de pico de fator plasmático sugerido e duração da administração (quando há restrições significativas de recursos); Srivastava A et al, Guidelines for the management of Hemophilia, Hemophilia (2012)

TYPE OF HEMORRHAGE	HEMOPHILIA A		HEMOPHILIA B	
	DESIRED LEVEL (IU/DL)	DURATION (DAYS)	DESIRED LEVEL (IU/DL)	DURATION (DAYS)
Joint	10–20	1–2 may be longer if response is inadequate	10–20	1–2, may be longer if response is inadequate
Superficial muscle/no NV compromise (except iliopsoas)	10–20	2–3, sometimes longer if response is inadequate	10–20	2–3, sometimes longer if response is inadequate
Iliopsoas and deep muscle with NV injury, or substantial blood loss				
• initial	20–40		15–30	
• maintenance	10–20	3–5, sometimes longer as secondary prophylaxis during physiotherapy	10–20	3–5, sometimes longer as secondary prophylaxis during physiotherapy
CNS/head				
• initial	50–80	1–3	50–80	1–3
• maintenance	30–50 20–40	4–7 8–14	30–50 20–40	4–7 8–14
Throat and neck				
• initial	30–50	1–3	30–50	1–3
• maintenance	10–20	4–7	10–20	4–7
Gastrointestinal				
• initial	30–50	1–3	30–50	1–3
• maintenance	10–20	4–7	10–20	4–7
Renal	20–40	3–5	15–30	3–5
Deep laceration	20–40	5–7	15–30	5–7
Surgery (major)				
• Pre-op	60–80		50–70	
• Post-op	30–40 20–30 10–20	1–3 4–6 7–14	30–40 20–30 10–20	1–3 4–6 7–14
Surgery (minor)				
• Pre-op	40–80		40–80	
• Post-op	20–50	1–5, depending on type of procedure	20–50	1–5, depending on type of procedure

Embora a Tabela 7-2 mostre a dose recomendada de reposição de concentrado de fator em pacientes com várias complicações na hemofilia, a Tabela 7-3 mostra o mesmo em situações com restrições significativas de recursos. A maioria dos doentes hemofílicos do nosso instituto não pode pagar o concentrado de fator por si próprios. Estão completamente dependentes do fornecimento de factores pelo Governo ou de quaisquer esquemas de assistência social para a substituição de factores, durante um episódio de hemorragia aguda. Há um ano que recebemos factores gratuitos da Hemophilia Federation of India no âmbito de um programa de assistência social. Para garantir um tratamento igual e justificado a todos os doentes e para assegurar que não há desperdício de factores, decidimos utilizar, por enquanto, as recomendações relativas às limitações de recursos como protocolo de tratamento. Assim, no nosso instituto, seguimos o protocolo mais recente (Quadro 7-3) nos nossos doentes como dose padrão de tratamento. Uma das razões para efetuar este estudo clínico foi verificar a viabilidade de iniciar o tratamento de profilaxia em alguns doentes.

Referência:

1. Srivastava A, Brewer AK, Mauser-Bunschoten EP et al, Guidelines for the management of Hemophilia, Hemophilia (2012), 1-47

Capítulo 8 Resultados e observações

Um total de setenta e nove (79) pacientes com hemofilia foram incluídos no nosso estudo. Setenta e cinco (75) (94,9%) doentes com hemofilia eram do sexo masculino. Encontrámos quatro (4) (5,1%) mulheres durante o nosso estudo. Cinquenta e nove (59) (74,7%) pacientes com hemofilia tinham menos de 20 anos de idade, conforme descrito na Figura: 8-1, representando a maioria. Dezasseis (16) (20,2%) doentes tinham menos de 5 anos, treze (13) (16,5%) doentes tinham entre 6 e 10 anos, dezoito (18) (22,8%) doentes tinham entre 11 e 15 anos, dezasseis (16) (20,2%) doentes tinham entre 16 e 20 anos, sete (7) (8,9%) doentes tinham entre 21 e 25 anos e nove (9) (11,4%) doentes tinham mais de 25 anos.

Figura 8-1: Perfil demográfico dos doentes com hemofilia hospitalizados no nosso Instituto.

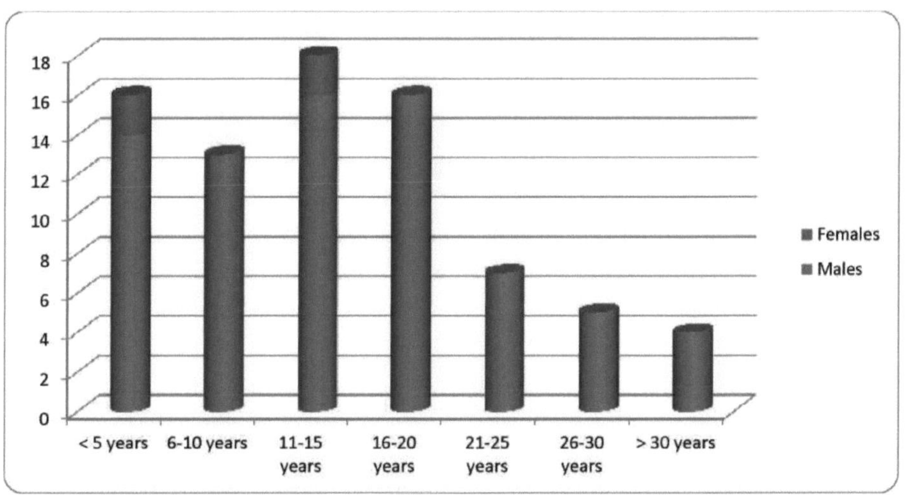

Sessenta e dois (62) (78,5%) pacientes eram pacientes com hemofilia diagnosticada anteriormente. Alguns deles foram diagnosticados no nosso centro, mas a maioria tinha sido diagnosticada num centro superior noutro local da Índia. Uma vez que era inconveniente para a maioria destes doentes visitar os centros de cuidados de hemofilia mais elevados, eram frequentemente seguidos no nosso instituto para tratamento de hemorragias e outras complicações. Foram diagnosticados dezassete (17) (21,5%) novos doentes com hemofilia (Figura: 8-2) no nosso centro durante este período de estudo. Quatro (4) casos foram excluídos do estudo. Estes incluíam dois (2) bebés que morreram nas 24 horas seguintes ao internamento devido a hemorragia cerebrovascular e história de algum distúrbio hemorrágico em alguns membros da família, pelo que se suspeitava que fossem doentes com hemofilia, e dois (2) casos que não podiam pagar quaisquer investigações e tiveram alta contra indicação médica.

Figura 8-2: Casos conhecidos e recém-diagnosticados de hemofilia que foram hospitalizados

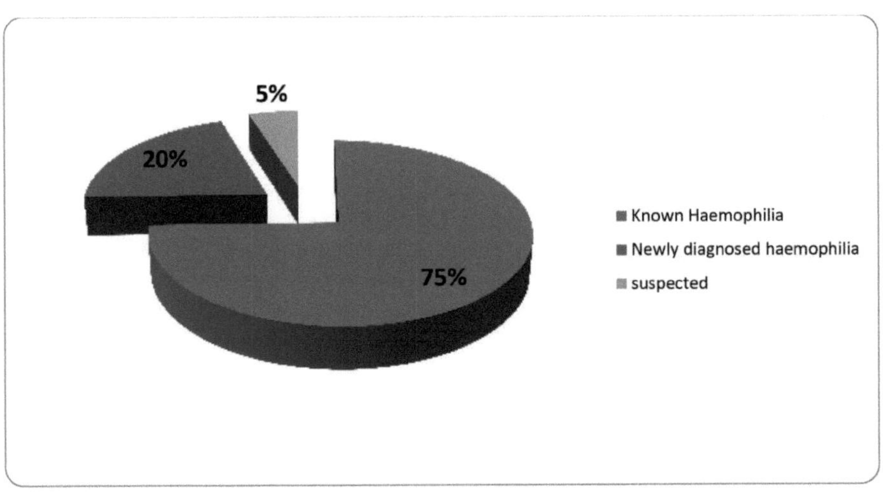

Cinquenta e um (51) (64,6%) pacientes tinham uma história familiar definitiva de hemofilia. Vinte e oito (28) (35,4%) pacientes não tinham histórico familiar (Figura 8-3). Quatro (4) (5%) pacientes tinham uma história de casamento consanguíneo na família.

Figura 8-3: História familiar de hemofilia nos nossos doentes

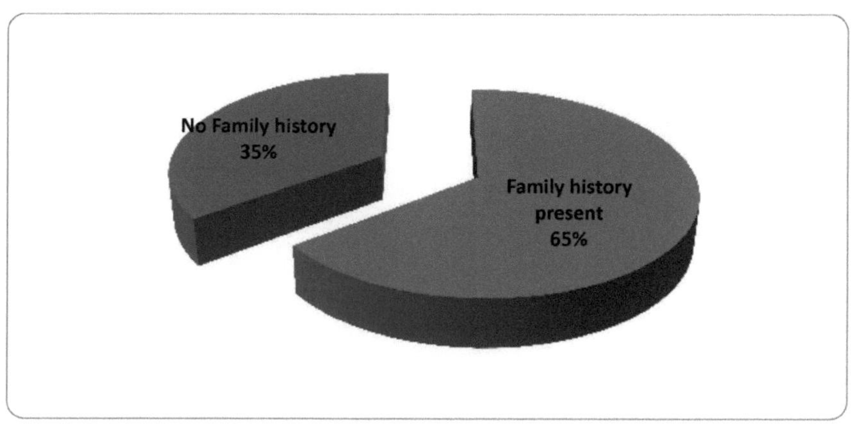

Sessenta e três (63) (79,7%) casos eram deficientes em fator VIII, ou seja, Hemofilia A, e dezasseis (16) (20,3%) casos eram deficientes em fator IX, ou seja, Hemofilia B (Figura: 8-4). Quarenta e sete (47) doentes tinham deficiência grave de fator VIII, doze (12) doentes tinham deficiência moderada de fator VIII e quatro (4) doentes tinham deficiência ligeira de fator VIII. Onze (11) doentes tinham deficiência grave de fator IX, quatro (4) doentes tinham deficiência moderada de fator IX e um (1) doente tinha deficiência ligeira de fator IX (Figura: 8-5).

Figura 8-4: Percentagem de doentes com Hemofilia A e Hemofilia B

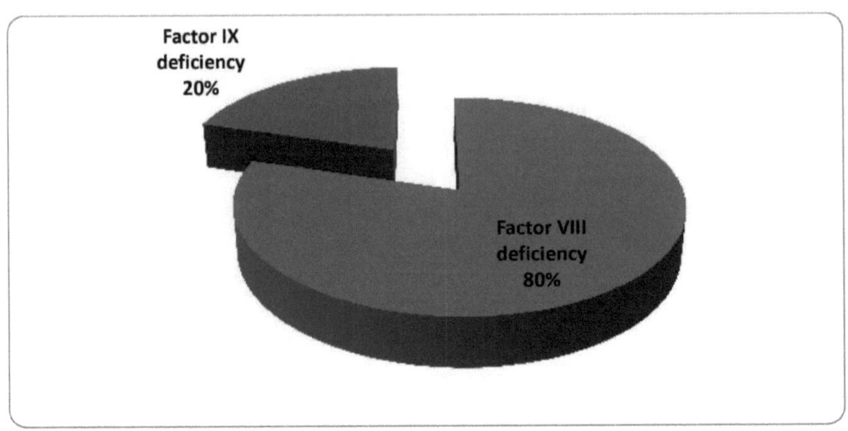

Figura: 8-5 Perfil das deficiências dos factores em função da gravidade (% do fator)

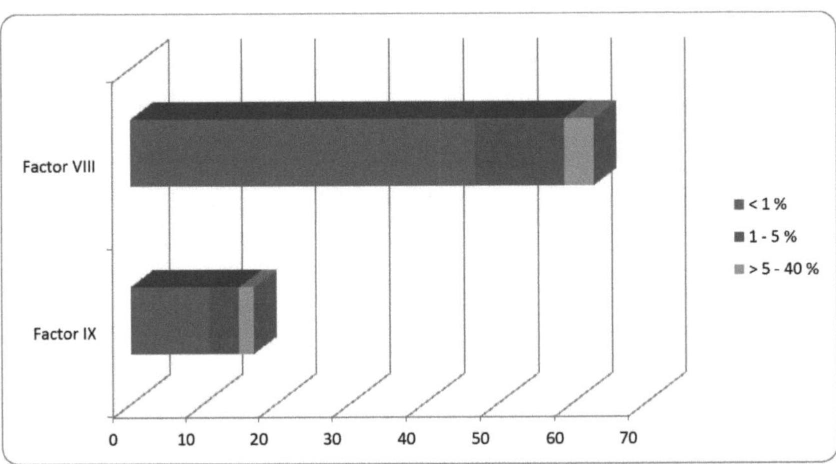

A queixa principal mais comum (43%) para hospitalização e consulta foi a hemorragia articular. A hemorragia articular também foi considerada uma caraterística clínica em 72% dos doentes com hemofilia. A hemorragia intramuscular esteve presente em 24% dos doentes (Tabela: 8-1). Outras apresentações clínicas incluíram hemorragias dentárias e gengivais, hematúria, epistaxe, traumatismos, queimaduras e cortes superficiais e bursas. Quatro doentes apresentaram-se com emergências que punham a vida em risco, incluindo dois casos de hemorragia intracraniana e dois casos de hemorragia intra-abdominal. Todos estes quatro casos foram tratados com sucesso através da substituição adequada de factores e da necessária gestão dos cuidados intensivos.

Duas mulheres hemofílicas conhecidas atingiram a menarca e apresentaram hemorragia menstrual não controlada durante a menstruação. Foram tratadas com reposição de fator calculado. Também lhes foram administrados antibióticos, uma vez que a sua urina apresentava alguns indícios de infeção do trato urinário. Foram aconselhadas sobre higiene urogenital e aconselhadas a tomar EACA ou ácido tranexâmico por via oral em caso de futuros episódios de hemorragia. Foram aconselhadas a efetuar hemogramas de rotina para controlar a anemia. Receberam educação e aconselhamento adequados e continuam a ser acompanhadas regularmente no nosso instituto.

Tabela 8-1: Perfil clínico dos doentes com hemofilia

Sl n	Características	Número				Percentagem (%)	
Deficiência de factores							
1	Fator VIII (Hemofilia A)	63				79.7%	
2	Fator IX (Hemofilia B)	16				20.3%	
Apresentação clínica		Queixa principal	%	Manifestações associadas	%	Total	%
1	Hemorragia articular (hemartrose)	34	43%	23	29%	57	72%
2	Hemorragia intramuscular	17	21.5%	2	2.5%	19	24%
3	Hemorragia intra-abdominal	2	2.5%	0	0	2	2.5%
4	Sangramento dos dentes e das gengivas	12	15.2%	1	1.3%	13	16.5%

5	Hematúria	1	1.3%	0	0	1	1.3%
6	Epistaxe	6	7.6%	1	1.3%	7	8.9%
7	Queimadura/Sangramento superficial	2	2.5%	5	6.3%	7	8.9%
8	Trauma	1	1.3%	0	0	1	1.3%
9	Hemorragia intracraniana	2	2.5%	0	0	2	2.5%
10	Hemorragia menstrual não controlada	2	2.5%	0	0	2	2.5%

Dos 57 doentes com hemorragia articular que apresentaram hemorragia articular, 38 (67%) tinham envolvimento da articulação do joelho, 16 (28%) tinham envolvimento da articulação do tornozelo, 13 (22,8%) tinham envolvimento do pulso, 8 (14%) tinham envolvimento do cotovelo e 3 (5,3%) tinham hemorragia da articulação do ombro (Figura 8-5). Dos 19 casos de hemorragia intramuscular, 13 (68,4%) doentes tinham hemorragia no psoas, 3 (15,8%) doentes tinham hemorragia no bíceps, 2 (10,5%) tinham hemorragia no tríceps e 2 (10,5%) tinham hemorragia no antebraço. 43 (75,4%) doentes apresentavam envolvimento de múltiplas articulações. 7 (12,3%) doentes apresentavam hemorragia articular e intramuscular. 39 (68,4%) doentes apresentavam tumefação e deformidade articular.

Depois das hemorragias articulares e intramusculares, a apresentação mais comum foi a hemorragia descontrolada dos dentes e gengivas, presente em 13 (16,5%) doentes, seguida da epistaxe e da hemorragia superficial, ambas presentes em 7 (8,9%) cada. A hemorragia dos dentes e das gengivas e a epistaxe foram apresentadas maioritariamente como queixa principal, enquanto a hemorragia superficial foi sobretudo uma queixa associada.

Figura 8-5: Perfil da hemorragia articular e da hemorragia intramuscular em doentes com hemofilia

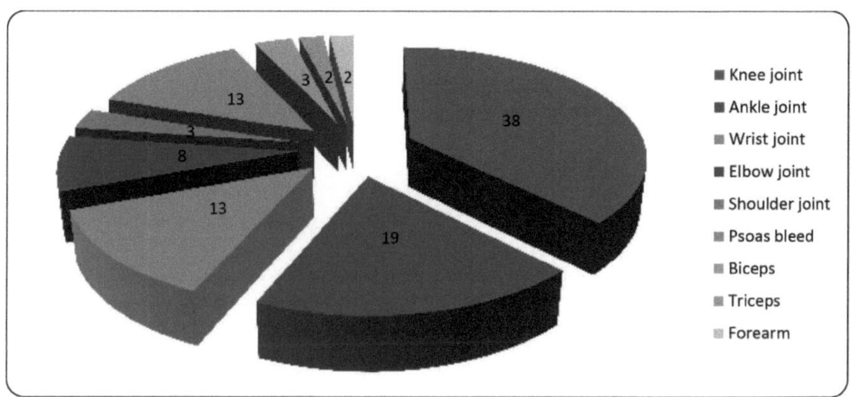

Quatro mulheres participaram no nosso estudo. Uma menina de três anos com hemorragia no cotovelo direito e outra de seis anos com hemorragia no joelho direito e no tornozelo esquerdo. Duas raparigas de 13 anos, que foram acompanhadas durante algum tempo, apresentavam hemorragia descontrolada durante a menarca. Uma delas também apresentava hemorragia descontrolada das gengivas e dos dentes. Uma delas tinha história familiar de hemofilia e casamento consanguíneo na família. Os restantes três casos eram esporádicos e não tinham antecedentes familiares. Todos eles eram doentes com deficiência ligeira a moderada do fator VIII.

Figura 8-6: Perfil clínico de pacientes com hemofilia do sexo feminino

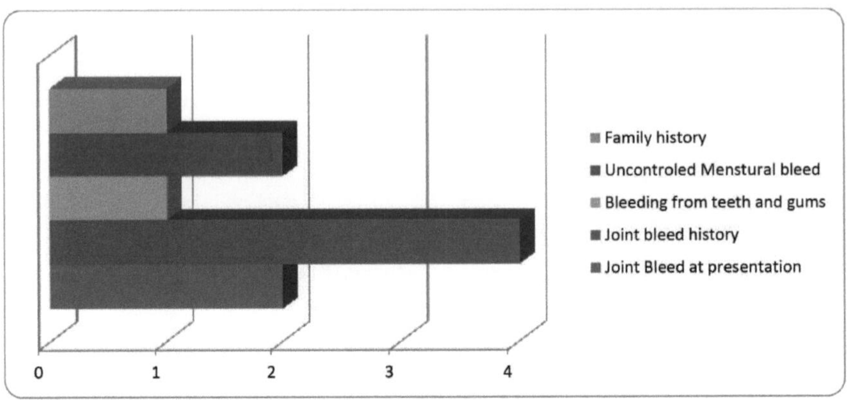

Capítulo 9 Discussão

A hemofilia tem uma incidência média de 1 por cada 10 000 nascimentos e o número estimado de doentes com hemofilia na Índia é de 77 000[2] . Os dados indianos comunicados pela Hemophilia Federation of India revelaram 14 718 doentes com perturbações hemorrágicas e 11 586 doentes com hemofilia A no ano de 2011[3] . Dos cinco países com maior número de doentes com hemofilia (EUA, Índia, Brasil, China e Reino Unido), a Índia tem o segundo maior número de doentes com hemofilia.

Imagem : 9-1 Localização geográfica do Nordeste da Índia

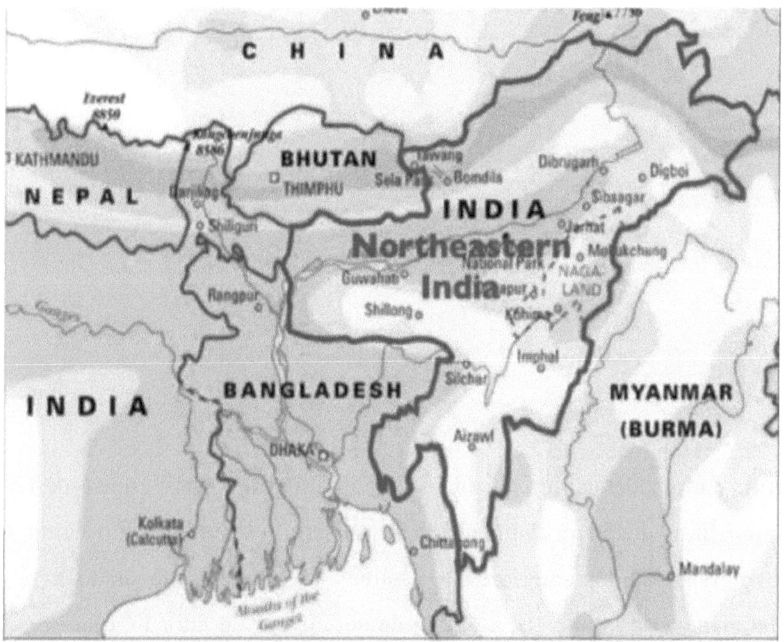

O Nordeste da Índia inclui Arunachal Pradesh, Assam, Manipur, Meghalaya Mizoram, Nagaland, Sikkim e Tripura (Quadro 9-1). Destes, o nosso centro terciário atende o leste de Assam, o leste de Arunachal Pradesh e algumas partes de Nagaland.

O nosso centro também é apoiado pela Hemophilia Federation India (HFI) com factores gratuitos (Imagem 9-2). Assim, fornecemos factores gratuitos aos doentes de Upper Assam e dos estados vizinhos, como Arunachal Pradesh e Nagaland, que não dispõem de qualquer apoio de factores ou centro de cuidados de hemofilia.

Imagem: 9-2 Situação do apoio aos factores anti-hemofílicos pela Hemophilia Federation India (HFI) 2017 (http://www.hemophilia.in/index.php/ahf- status)

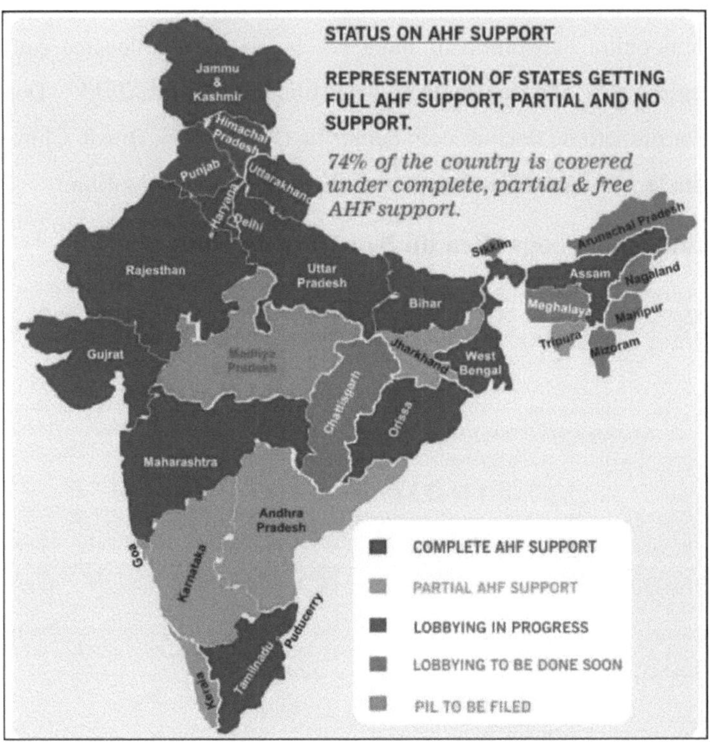

Como a hemofilia é uma doença rara, os dados demográficos e o perfil clínico destes doentes são muito limitados, especialmente num país em desenvolvimento como a Índia. Num dos nossos estudos anteriores, registámos 45 casos documentados, com 36 (81%) de deficiência de fator VIII, 8 (17%) de deficiência de fator IX e um caso de deficiência de fator X[4] . Kar A et al estudaram 1467 pacientes de Maharashtra e descobriram que a proporção de pacientes com hemofilia A e hemofilia B era de 4,2:15. Mishra S et al, num estudo realizado no oeste de Uttar Pradesh, referiram que a hemofilia do tipo A foi observada em 88,3% (68/71) dos doentes[6] . Encontrámos 63 (79,7%) casos com deficiência de fator VIII e 16 (20,3%) casos com deficiência de fator IX.

Jayandharan G et al analisaram o DNA de 109 pacientes indianos não aparentados com Hemofilia A (HA) para seus defeitos no gene FVIII. Entre esses pacientes, 89 (82%) tinham HA grave (FVIII:C<1%), 11 (10%) tinham HA moderada (FVIII:C 1-5%) e nove (8%) tinham HA leve (FVIII:C 5-30%)[7] . No nosso estudo inicial, verificámos que, dos 36 doentes com deficiência de fator VIII, 17 (47,2%) tinham deficiência grave, 8 (22,2%) tinham deficiência moderada e 11 (30,6%) tinham deficiência ligeira de fator VIII[4] . Kar A et al relataram que a maioria (85%) dos pacientes com hemofilia estudados tinha deficiência grave de FVIII[5] . Mishra S et al também observaram que a maioria dos seus doentes tinha hemofilia grave (80,5%)[6] . No nosso estudo, também 47 (74,6%) doentes apresentavam deficiência grave de fator VIII, 12 (19%) doentes apresentavam deficiência moderada de fator VIII e 4 (6,4%) doentes apresentavam deficiência ligeira de fator VIII. 11 (68,7%) doentes tinham deficiência grave de fator IX, 4 (25%) doentes tinham deficiência moderada de fator IX e um doente tinha deficiência ligeira de fator IX.

Bhattacharya DK et al também observaram que quase um terço dos casos de hemofilia ocorre sem história familiar anterior, possivelmente devido a uma nova mutação genética[8] . Mishra S et al observaram que a história familiar estava presente em 58,4% dos doentes[6] . Verificámos que 51 (64,6%) doentes tinham uma história familiar definitiva de hemofilia, enquanto 28 (35,4%) doentes não tinham história familiar.

Mishra S et al também referiram que o envolvimento das articulações estava presente em 77,9% e que a articulação do joelho era a articulação alvo em 57,1% dos doentes. 76,6% dos doentes apresentavam inchaço das articulações, o que comprometia o seu movimento. Ocorreu hemorragia nos tecidos moles e nas articulações em 62,3% e 15,6% dos doentes, respetivamente[6] . Encontrámos envolvimento articular em 72% e como queixa principal em 43%. Destes, 67% tinham envolvimento da articulação do joelho, 28% tinham envolvimento da articulação do tornozelo e 22,8% tinham envolvimento do pulso. 75,4% dos doentes apresentavam envolvimento de múltiplas articulações. 12,3% dos doentes apresentavam hemorragia articular e hemorragia intramuscular. 68,4% dos doentes apresentavam inchaço e deformidade nas articulações.

Referência:

1. Srivastava A, Brewer AK, Mauser-Bunschoten EP et al, Guidelines for the management of Hemophilia, Hemophilia (2012), 1-47

2. Kar A, Phadnis S, Dharmarajan S, Nakade J. Epidemiologia e custos sociais da hemofilia na Índia, Indian J Med Res 140, julho de 2014, pp 19-3

3. Federação Mundial de Hemofilia (WFH). Relatório sobre a Pesquisa Global Anual 2011. Canadá: WFH; 2013. Disponível em : http://www1.wfh.org/publications/files/pdf-1488.pdf, acedido em 9 de maio de 2013.

4. Dutta A, Dutta TS, Kar S, Kakati S, Doarah P, Estudo sobre a apresentação clínica de doentes com deficiência de factores que se dirigem a um centro de cuidados terciários do Nordeste da Índia; Journal of Medical Science and Clinical Research 2016; Volume 4, Issue 7 : ISSN(e) - 2347-176, ISSN (p)- 2455-0450

5. Kar A, Potnis-Lele M, Descriptive epidemiology of hemophilia in Maharashtra, India (Epidemiologia descritiva da hemofilia em Maharashtra, Índia). Hemophilia, Nov 2001, Vol 7, Issu 6, 561-567

6. Mishra S, Kumar S, Panwar A, Bhagchandani D, Aneja GK, Verma N, Kumar P. A clinical profile of hemophilia patients and assessment of their quality of life in Western Uttar Pradesh, India: Um estudo observacional. Med J DY Patil Univ 2016;9:320-4

7. Jayandharan G, Shaji RV, Baidya S, Nair SC, Chandy M, Srivastava A,Identification of fator VIII gene mutations in 101 patientswith hemophilia A: mutation analysis by inversion screening and multiplex PCR and CSGE and molecular modelling of 10 novel missense substitutions.Hemophilia. 2005 Sep;11(5):481-91.

8. Dilip K. Bhattacharya. Hemophilia in the Indian Scenario; Int J Hum Genet,

6(1): 33-39 (2006)

Capítulo 10 Conclusão

A maioria dos nossos doentes era do grupo etário pediátrico e adolescente. 74,7 % dos doentes com hemofilia tinham menos de 20 anos de idade. A hemofilia A foi a mais comum, constituindo 79,7% dos doentes. Um terço dos doentes não tinha antecedentes familiares. A maioria apresentava uma deficiência grave de factores. A queixa principal mais comum (43%) para hospitalização e consulta foi a hemorragia articular. A hemorragia articular foi também a caraterística clínica mais comum em 72% dos doentes com hemofilia. A hemorragia intramuscular esteve presente em 24% dos doentes. Outras apresentações clínicas incluíram hemorragias dentárias e gengivais, hematúria, epistaxis, traumatismos, queimaduras e cortes superficiais e bursas. A articulação do joelho foi a articulação mais comum a sangrar. Dois terços dos doentes apresentavam deformidade articular.

Existe uma morbilidade e um sofrimento significativos nos doentes com hemofilia do Nordeste da Índia. Uma abordagem profiláctica do tratamento destes doentes pode melhorar significativamente o resultado em comparação com o tratamento episódico que habitualmente seguimos no nosso Instituto.

Agradecimentos

Estou grato à minha mulher, Dra. Taniya Sarkar Dutta, que não só me apoiou de todas as formas possíveis, como também contribuiu muito para este trabalho enquanto pediatra no Assam Medical College and Hospital. Estou grato ao Professor Anup Kumar Das, Diretor do Departamento de Medicina, e à Professora Helena Rahman, Directora do Departamento de Pediatria, por me terem autorizado a realizar este estudo nos respectivos departamentos. Estou extremamente grato à Hemophilia Federation India por fornecer aos nossos doentes o Fator VIII e IX gratuitamente. Estou grato ao Professor Sanjeeb Kakati por me ter introduzido no mundo dos cuidados com a hemofilia e por me ter encorajado em cada passo. Estou igualmente grato ao Dr. Swaroop Kar, ao Dr. Pranoy Dey e ao Dr. Pranjal Kumar Dutta por terem contribuído para este estudo.

Estou grata aos meus pais Ashim Kumar Dutta e Rajasree Dutta por me terem apoiado em todas as fases. Agradeço também ao Dr. Ashit Kumar Dutta, a Sandhya Rani Dutta, ao Dr. Bijoy Krishna Sarkar, ao Dr. Madhabi Sarkar, a Amrita, a Ashirbad, a Anuradha, a Abhraneel e aos restantes membros da minha grande e gorda família bengali por me terem apoiado em todos os meus esforços. Por último, mas não menos importante, gostaria de agradecer ao meu anjinho Aaradhya Dutta pelo seu sorriso tão giro que compensa o resto do mundo.

Sobre o autor

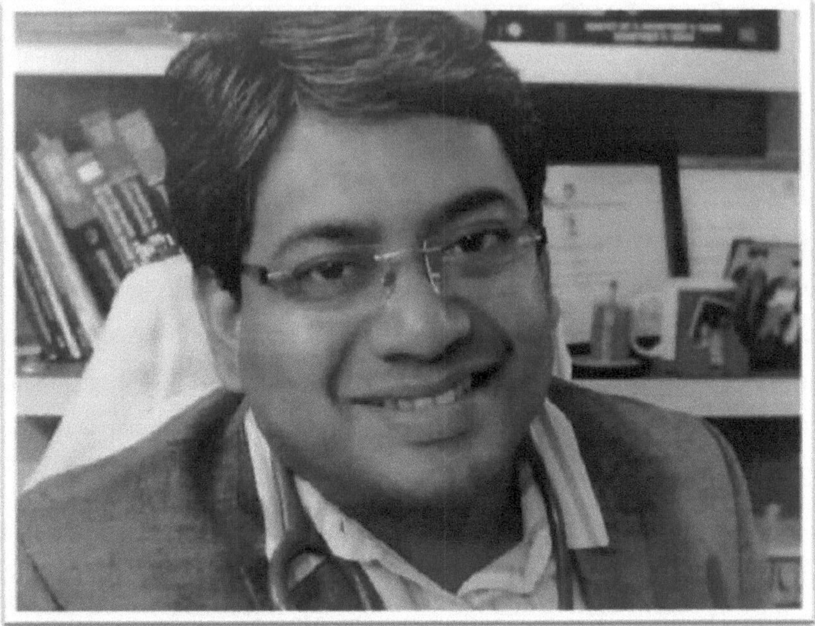

O autor trabalha atualmente como Professor Assistente de Medicina no Assam Medical College and Hospital. Também dirige a Clínica de Hemofilia no mesmo instituto e está associado a cuidados de hemofilia e a várias actividades de assistência social nos últimos anos. Ocupa também o cargo de vice-presidente da Federação de Hemofilia (Índia), secção de Tinsukia. Publicou dois artigos sobre a apresentação clínica da hemofilia no Alto Assam.

1) Dutta A, Dutta TS, Kar S, Kakati S, Doarah S, Estudo sobre a apresentação clínica de pacientes com deficiência de fator que se apresentam a um centro de cuidados terciários do Nordeste da Índia; Journal of Medical Science and Clinical Research 2016; Volume 4, Issue 7 : ISSN(e) - 2347-176, ISSN (p)- 2455-0450

2) Dutta A, Dutta TS, Dey P. Clinical profile of haemophilia patients of upper

Assam- a hospital-based study. J. Evolution Med. Dent. Sci. 2017;6(37):2990- 2993, DOI: 10.14260/Jemds/2017/645.

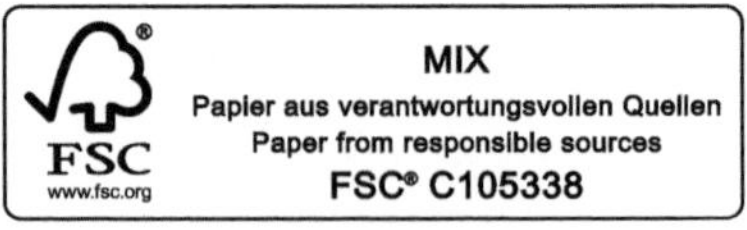

Printed by Books on Demand GmbH, Norderstedt / Germany